AF322081

ÉTUDES CLINIQUES

DES HYDROPISIES

SUITES DE FIÈVRES INTERMITTENTES,

ET DE LEUR TRAITEMENT,

SPÉCIALEMENT

DE L'ACÉTATE DE POTASSE A HAUTE DOSE,

PAR M. THIBEAUD,

Professeur de clinique à l'École préparatoire de Médecine et de Pharmacie de Nantes.

Les épanchements de sérosité dans le tissu cellulaire et dans les grandes cavités séreuses, les hydropisies, sont dues à des causes diverses. Les travaux des médecins modernes, et particulièrement les recherches de l'anatomie pathologique, ont conduit à constater ce fait général qui avait été reconnu par les expérimentations des physiologistes, *l'oblitération des troncs veineux ou des veines de certains viscères,* comme *cause du plus grand nombre des hydropisies.* Cependant, l'hématologie venant à l'appui de l'opinion des médecins antérieurs à notre siècle, a reconnu comme une autre cause d'hydropisie, l'altération du sang, la prédominance de sa partie séreuse sur le cruor et les globules. Cette anémie, ou pour nous servir de l'expression de M. Piorry, cette hydrohémie qui survient dans la chlorose, et chez les sujets atteints depuis longtemps de fièvres intermittentes, amène assez souvent à sa suite l'œdème des extrémités inférieures, puis l'anasarque, quelquefois enfin, mais plus rarement, des épan-

1856

chements dans les cavités séreuses. Quelque danger qu'elles fassent courir aux malades, les hydropisies ainsi produites sont susceptibles de guérison, et l'absence de lésion des grands viscères et des gros troncs veineux, permet aux médicaments d'agir avec une grande efficacité.

C'est spécialement dans l'emploi des moyens propres à activer la sécrétion urinaire que le médecin a recours dans les cas de ce genre. Les médicaments diurétiques sont nombreux, la matière médicale est riche en ce genre. Notre but n'est pas d'examiner en particulier chacune de ces substances, d'analyser et d'étudier leur valeur; nous avons voulu seulement rappeler à l'attention des médecins un médicament autrefois fort vanté, oublié pour ainsi dire depuis, et qui nous paraît devoir reprendre son rang en thérapeutique. Nous voulons parler de l'acétate de potasse, terre foliée de tartre de l'ancienne chimie. Il mérite, d'après les auteurs du Traité de Thérapeutique, MM. Trousseaux et Pidoux, d'occuper une place assez importante parmi les diurétiques. Employé jadis avec beaucoup de faveur, il est aujourd'hui presque tombé dans l'oubli. Les doses indiquées dans le *Formulaire de Bouchardat*, dans l'ouvrage que nous venons de citer, dans toutes les matières médicales modernes, sont de 4, 6, 10 grammes. Les médecins qui nous ont précédés le donnaient à des doses bien plus fortes. C'est là probalement la cause des succès qu'ils lui attribuent. Toutefois, ce n'est qu'après avoir lu dans la *Matière médicale de Desbois de Rochefort*, le passage suivant, que nous avons été conduit à prescrire ce médicament à doses plus élevées que celles auxquelles on le donne aujourd'hui, et c'est alors que nous en avons obtenu des effets remarquables.

« La terre foliée de tartre, dit Desbois, s'emploie dans
» les hydropisies, les engorgements du bas-ventre, les coli-
» ques hépatiques, etc. Mais pour en retirer du succès,
» il faut qu'elle soit donnée à certaine dose, et continuée
» pendant longtemps. La médecine française, d'ailleurs
» très-sage et très-savante, est trop timide à l'égard de
» ce remède, comme à l'égard de beaucoup d'autres. La

» terre foliée est très-soluble, et peut se donner à la dose
» de 2 gros, demi-once, une once et plus par jour.
» A la dose d'une demi-once, c'est un excellent diuréti-
» que très-utile dans beaucoup d'hydropisies. » (*Desbois
de Rochefort, Mat^re médic., t. 2, p. 122.*)

1re Observation.

Il y a une vingtaine d'années, dans une salle de mili-
taires dont nous fûmes appelé à faire le service, se trou-
vait un jeune soldat d'une forte constitution, atteint depuis
plus d'un mois d'anasarque et d'ascite. La sérosité épan-
chée dans le péritoine était très-abondante, les parois de
l'abdomen fortement distendues, la fluctuation des plus
manifestes. On avait employé sans succès contre cette
maladie, qui s'était développée à la suite de fièvres intermittentes prolongées, divers diurétiques, des purgatifs;
toute médication intérieure était à peu près abandonnée
alors que nous prîmes le service. L'examen du malade nous
porta à croire que l'anasarque et l'ascite n'étaient qu'une
conséquence de la cachexie paludéenne. Il n'existait aucune altération organique des viscères de l'abdomen; de
plus, le cœur ne présentait rien d'anormal. Nous rappelant
le passage cité de Desbois, nous administrâmes immédiatement l'acétate de potasse, d'abord à 6, 8 grammes, puis
en quelques jours à 12, 15, 30 à 40 grammes dissous
dans deux à trois litres de tisane d'orge et de chiendent.
La diurèse fut abondante et s'établit rapidement; en 10 à
12 jours l'ascite et l'anasarque étaient guéries, il ne restait
plus rien d'une maladie nécessairement grave et qui
avait été jusque-là rebelle à tous les traitements.

Depuis cette époque, nous avons eu l'occasion d'obser-
ver plusieurs cas analogues. Nous allons en faire connaître
quelques-uns.

2e Observation.

Peltier, maçon, âgé de 42 ans, entré à l'Hôtel-Dieu le
24 décembre 1841, est placé dans la salle de Clinique.

Atteint depuis 3 mois de fièvre intermittente d'abord à type quotidien , puis tierce , il a pris à différentes fois du sulfate de quinine. Les accès ont été suspendus , mais il a éprouvé plusieurs rechutes. A la suite de l'une d'elles, il y a 3 semaines environ , de l'œdème commence à se montrer aux extrémités inférieures.

Du 20 au 28 décembre, le madade a un accès fébrile chaque jour précédé d'un léger frisson ; mais cet accès est faible, et s'éteint graduellement au bout de 5 à 6 jours, sans qu'il soit nécessaire d'avoir recours au quinquina. L'anasarque s'étend jusqu'à la face ; il existe de la fluctuation de l'abdomen. Le lendemain de l'entrée on administra comme purgatif 15 grammes de crême de tartre , et pour boisson une tisane nitrée.

Malgré la cessation de la fièvre, l'anasarque et l'ascite persistèrent. On commença l'emploi de l'acétate de potasse le 28 décembre , d'abord à la dose de 4 grammes dans un demi-litre de tisane simple , puis en portant rapidement la dose à 6 , 8 , 16 , 30 et 40 grammes , en prenant soin d'étendre ces fortes doses dans 2 à 3 litres de tisane que le malade buvait en 24 heures. Le 3 janvier , le médicament étant alors porté à 30 grammes, les urines commencèrent à devenir un peu plus abondantes ; les 4 et 5, elles le furent beaucoup plus ; la dose d'acétate était de 36 à 40 grammes. L'anasarque et l'ascite diminuent notablement. Les 6 et 7 janvier , plus de 3 litres d'une urine limpide et presque incolore sont rendus dans les 24 heures. Le volume du ventre et la distension de la peau sont bien moindres. Le 12 janvier, l'ascite a complétement disparu, il ne reste qu'un peu d'infiltration aux malléoles. On diminue la dose d'acétate qu'on cesse le 16. Pendant les 7 à 8 jours qui suivirent, quelques légers accès de fièvre à type irrégulier se montrèrent; on remarqua un peu d'œdème des jambes et un léger gonflement de l'abdomen. Quelques doses d'acétate de potasse furent administrées, mais plus faibles cette fois. Tout cela disparut promptement, et Peltier sortit parfaitement rétabli le 8 février.

3ᵉ Observation.

Anasarque et ascite, suites de fièvres intermittentes.— Guérison rapide par l'acétate de potasse à haute dose.

Jannais, Joseph, jardinier, âgé de 30 ans, entre à l'Hôtel-Dieu, le 29 janvier 1842. Il habitait à la campagne une chambre basse et humide, et avait été atteint de fièvre intermittente au commencement d'octobre 1841. Dans les premiers jours du mois de novembre, il avait été reçu à l'hôpital où il séjourna un mois. Pendant cet espace de temps, il continua à avoir des accès de fièvre, et bientôt après, ceux-ci furent accompagnés d'anasarque. Comme l'on crut alors reconnaître quelques signes de lésion du côté du cœur, on pratiqua plusieurs saignées ; du sulfate de quinine fut en outre prescrit, et la fièvre céda. La digitale et plusieurs autres diurétiques furent ensuite administrés. Le malade sortit assez bien de l'hôpital, mais très-peu après il éprouve une rechute, les accès de fièvre deviennent quotidiens, l'anasarque reparaît.

Les premiers jours qui suivirent l'entrée de Jannais à l'Hôtel-Dieu, on crut convenable de pratiquer une saignée que l'on fit suivre de l'administration d'un purgatif. Les accès ayant toutefois continué à se montrer sous le type quotidien, du sulfate de quinine les suspendit.

7 Février. Etat actuel, cessation de la fièvre, œdème des jambes, des cuisses, des bras et de la face, consistance assezferme de la peau sous la pression du doigt, fluctuation abdominale. Pas de tuméfaction de la rate. L'auscultation ne fait découvrir aucune lésion du cœur.

Acétate de potasse, 4 grammes dans un litre de tisane.

Les 8 et 9 février, 6 et 8 grammes.

10 Février. 15 grammes.

11 Février. 25 grammes dans deux litres de tisane.

12 Février. 30 grammes.

13 Février. L'œdème des mains diminue, la fluctuation de l'abdomen est moindre. Augmentation très-notable des urines.

14 Février. 35 grammes d'acétate de potasse.

Le 15 février. 40 grammes du même médicament dans 3 litres de tisane.

Urines très-limpides et très-abondantes. La fluctuation abdominale se perçoit à peine. Le malade a sué assez abondamment la nuit précédente.

Du 16 au 18 février. Disparition presque complète de l'anasarque ; il ne reste d'œdème qu'à la partie inférieure des jambes ; l'ascite a complétement disparu. Les urines sont très-abondantes, le malade en rend plus de 4 litres en 24 heures. (45 grammes d'acétate de potasse ont été prescrits le 18 février.)

19 Février. Le malade est très-bien, il ne subsiste plus de la maladie qu'une légère infiltration autour des malléoles. Les doses élevées du médicament n'ont pas eu d'effet purgatif. On diminue successivement ces doses jusqu'au 22, où on les suspend.

L'infiltration malléolaire a disparu. Quelques tasses d'eau ferrugineuse sont prescrites. Jannais sort le 24 février, parfaitement rétabli.

<h3 style="text-align:center">4° Observation.</h3>

Ascite et anasarque, suites de fièvre intermittente prolongée.
Traitement par l'acétate de potasse à haute dose. Gué-
rison en 9 jours. (Observation recueillie à la Clinique
par M. MARCÉ, élève interne.)

Calvet, Joseph, manœuvre, âgé de 33 ans, vint habiter Chalonnes sur les bords de la Loire, au mois d'avril 1849, avec sa femme et deux jeunes enfants. La chambre qu'occupaient ces pauvres gens était étroite, humide, située au niveau du sol, et ne recevait jamais les rayons du soleil. Calvet travaillait tous les jours aux mines de charbon, à une grande profondeur. Au bout de deux mois se déclarent des accès de fièvre intermittente ; les 8 premiers jours, ils présentent le type tierce, puis quotidien. Pendant 3 mois, la fièvre se maintient sous ce dernier type. Combattue à quelque distance de son début par des soins appropriés, elle cède promptement, mais revient au bout de 15 jours ; et, lorsque le malade entrait à l'Hôtel-Dieu, le 20 novembre 1849, il avait la fièvre depuis 3 mois et demi sans interruption. Ses deux enfants étaient morts atteints d'infiltration considérable survenue à la suite d'accès intermittents ; sa femme entrait en même temps que lui à l'hôpital également atteinte de fièvre intermittente, mais sans accidents consécutifs.

21 Novembre. Depuis un mois, il y a de l'ascite, et depuis trois semaines l'infiltration a envahi les extrémités inférieures, le tronc et les bras. La face est bouffie et décolorée. La région splénique est douloureuse, mais l'épanchement péritonéal empêche de constater l'hypertrophie de la rate. Il existe une toux fréquente avec un râle sibilant et muqueux dans toute l'étendue de la poitrine, mais surtout à gauche. Le malade éprouve de l'oppression. La langue est sale, l'anorexie complète. Tous les jours à midi revient un accès de fièvre.

Les 22, 23 et 24 novembre, on administre le sulfate de quinine en potion avec 8 gouttes de laudanum de Sydenham ; le 1er jour à la dose de 75 centigrammes, le 2e 60 centigrammes, le 3e jour 1 gramme 35 centigrammes, l'accès n'ayant pas cessé de reparaître après les premières doses.

26 Novembre. La fièvre n'existe plus, mais nul changement ne s'est opéré du reste dans l'état du malade. L'anasarque et l'ascite persistent. On prescrit un litre de tisane d'orge et de chiendent avec un gramme de nitrate de potasse. Cette boisson est continuée jusqu'au 29 novembre, sans que la sécrétion urinaire en soit augmentée.

Les 29 et 30 novembre, on commence l'emploi de la terre foliée de tartre à la dose de 4, puis de 6 grammes ; le 1er décembre on en donne 8 grammes. Dès la nuit du 30 novembre au 1er décembre la diurèse était obtenue, le malade rendit près de 3 litres d'urines.

Le 2 décembre, la dose du médicament est portée à 12 grammes, le 3 à 15 grammes, le 4 à 20 grammes.

4 Décembre. Le malade rend en 24 heures au moins 5 à 6 litres d'urine. Déjà l'œdème a diminué, la peau des mollets est flasque et molle, l'ascite est maintenant difficile à constater. Il n'y a plus d'oppression.

5 Décembre. On donne 24 grammes d'acétate de potasse

dissous dans 2 litres de tisane ; le 6 décembre 22 grammes. Chaque jour le malade rend 7 à 8 litres d'une urine claire et limpide. L'ascite et l'anasarque ont complétement disparu ; les saillies de l'avant-bras commencent à se dessiner : la peau est flasque et pendante , la face n'est plus œdématiée et a changé complétement d'aspect. La toux et les râles ont cessé. Le malade boit facilement sa tisane et n'accuse que quelques coliques sans diarrhée.

7 Décembre. Un litre et demi de tisane avec 15 grammes d'acétate de potasse. Le malade rend encore six litres d'urine dans la journée.

8 Décembre. Dernière dose de 8 grammes du médicament.

Calvet sort de l'Hôtel-Dieu le 11, encore grêle et maigre, mais complétement guéri.

5e Observation.

Ascite considérable et anasarque survenues à la suite d'une fièvre intermittente datant de 5 mois ; acétate de potasse à haute dose ; guérison en 7 jours , diurèse abondante. (Observation recueillie par M. E. VALLIN , *interne à l'Hôtel-Dieu.)*

Baëlt , belge, âgé de 48 ans, habitant un village près de l'embouchure de l'Escaut, vint à Nantes en décembre 1854, pour y être employé comme charpentier de navires. Cet homme, d'une constitution forte et robuste, avait eu la fièvre intermittente dans son pays, mais il était assez bien portant à son arrivée. Un mois après, commencement de janvier , rechute, accès en tierce, entrée à l'hôpital Saint-Jacques où il reste 15 jours. La fièvre cesse. Quelque temps après, les accès reparaissent sous le type quarte : le malade entre à l'Hôtel-Dieu le 5 mars 1855.

6 Mars. L'accès de fièvre s'est prolongé pendant la nuit; ce matin le malade est en sueur. La teinte de la peau est d'un jaune paille , la langue un peu sale, pâle, étalée, la membrane muqueuse de la face interne des lèvres,

celle des gencives et la conjonctive palpébrale sont d'une grande pâleur. Il existe une ascite considérable ; le malade dit ne s'être aperçu que depuis 8 jours du gonflement du ventre. La rate est plus volumineuse que dans l'état normal, mais elle est refoulée en arrière par la sérosité de l'abdomen.

(Prescription. — Sulfate de quinine, un gramme, tisane nitrée.)

9 Mars. La fièvre n'a pas reparu hier, jour d'accès. L'état du malade est du reste le même.

(Première dose d'acétate de potasse de 4 grammes qu'on augmente un peu les jours suivants.)

11 Mars. Le malade rend à peine 2 verres d'une urine brune et foncée.

La soif est vive.

Les 12 et 13 mars, on donne 8 et 12 grammes d'acétate de potasse. Les urines sont toujours épaisses et peu abondantes.

15 Mars. Le malade éprouve une gêne considérable, il a de la peine à se retourner dans son lit. L'anasarque et l'ascite ont augmenté ; le dos des mains est extrêmement tuméfié, le scrotum est infiltré. On augmente la dose du médicament que l'on porte ce jour à 24 grammes dissous dans 3 litres de tisane.

17 Mars. Les urines deviennent plus abondantes.

Dose de l'acétate de potasse, 35 grammes.

Le 19 mars, 40 grammes ; 4 litres d'urines sont rendus dans les 24 heures. L'anasarque et l'ascite n'ont pas encore subi de diminution.

20 Mars. — La quantité d'urines rendue depuis la veille s'élève à 7 litres. Diminution de l'anasarque, mais non de l'ascite. L'état général est plus satisfaisant, la fièvre n'a pas reparu depuis le 6.

21 Mars. Le malade a rendu 6 litres d'urine. Diminution très-notable de l'ascite et de l'anasarque, surtout à la cuisse droite ; tension beaucoup moindre de l'abdomen, scrotum presque revenu à l'état normal. Le malade s'est levé et promené dans la journée.

Du 23 au 26 mars. On diminue peu à peu la dose du médicament. La diurèse continue avec autant d'abondance, 6 litres d'urine sont rendus en 24 heures. L'anasarque disparaît rapidement ; il ne reste plus qu'un peu d'œdème aux jambes. L'abdomen est mou : ses parois, qui étaient considérablement infiltrées, ne le sont plus ; la matité que la percussion faisait entendre à la partie déclive de l'abdomen se borne de plus en plus ; il n'existe aucune fluctuation.

29 mars. On cesse l'administration de l'acétate de potasse. Toutes traces d'anasarque et d'ascite ont disparu, mais le malade offre tous les signes de l'anémie, conséquence de la cachexie paludéenne. On perçoit un peu de souffle au cœur et aux carotides ; les membranes muqueuses et la peau sont très-pâles.

Quelques doses de tartrate de potasse et de fer, 20 centigrammes par jour et une alimentation réparatrice, sont prescrites. De la diarrhée survenue les jours suivants force à suspendre le fer.

Le 2 avril, elle est complètement arrêtée. On ne reprend pas encore l'usage du fer. Cependant, les forces paraissent revenir, le malade se promène tous les jours dans les cours de l'hôpital ; l'appétit est très-bon.

Le 11 avril. Baëlt sort parfaitement rétabli.

Les faits que nous venons d'exposer confirment, il nous semble, l'opinion des physiologistes qui regardent la sécrétion urinaire comme faisant antagonisme à la sécrétion séreuse tant interstitielle que vésiculaire, et qui pensent que l'un des moyens les plus sûrs de guérir l'hydropisie, c'est d'activer la sécrétion des urines. (Burdach, Physiol.)

Alors que les forces vives de l'organisme ne sont pas épuisées, et que surtout les principaux viscères ou les veines sont libres de toute altération, cette diurèse, dont l'abondance nous a frappé et que provoquent si rapidement certains médicaments, se manifeste spontanément dans quelques cas ; l'observation suivante nous a paru sous ce rapport présenter quelque intérêt.

6e Observation.

Le nommé Picot, âgé de 40 ans, manœuvre employé à casser des pierres sur une route près de Chantenay, contracte, dans l'été de 1854, une fièvre intermittente qui persiste pendant environ 6 mois, sous le type quarte, et cesse au commencement de janvier 1855, à peu près sans traitement. Il entre à l'Hôtel-Dieu le 19 février 1855, dans un état d'anémie. Les forces musculaires sont très-affaiblies, la face est pâle, maigre, les paupières supérieures légèrement œdématiées, les cuisses et les jambes infiltrées. Il y a de l'ascite. Le volume de la rate ne dépasse que fort peu l'état normal. Il n'existe aucun signe de maladie du cœur, pas de souffle aux carotides ni d'accès fébriles. L'appétit s'est conservé; mais depuis six semaines, le malade est atteint d'une diarrhée qui a commencé par quelques selles sanguinolentes.

Après avoir, pendant les premiers jours, combattu la diarrhée sans résultat au moyen du diascordium-additionné de petites doses d'opium, on a recours au sous-nitrate de bismuth dont on porte graduellement la dose de 6 et 8 grammes à 30 et 35 grammes par jour. La diarrhée, d'abord stationnaire diminue les premiers jours de mars, pour céder bientôt complètement le 6. Ce jour, il rend une selle de matières solides; la physionomie est meilleure, mais l'anasarque existe toujours ainsi que l'ascite.

Du 7 au 8 mars, sans que de nouveau médicaments aient été donnés, une diurèse abondante s'établit. Le malade rend près de 8 litres d'urine dans les 24 heures; les jours suivants, 8, 9, 10 et 11 mars, 6, 7, et jusqu'à 9 litres. L'ascite et l'anasarque diminuent rapidement.

Le 13 mars. Il n'existe plus de fluctuation abdominale. Les 13, 14 et 15 mars, le malade rend de 2 à 4 litres d'urine dans la journée. L'anasarque a complètement disparu ainsi que l'ascite, l'état général est satisfaisant.

Le 25 mars. On prescrit quelques doses de tartrate de potasse et de fer. La diarrhée ayant reparu, on les cesse, et quelques jours après on y substitue la limaille de fer unie au diascordium. La dose de fer est successivement augmentée et portée à 2 grammes 30 centigrammes par jour.

Le malade reprend des forces ; la coloration de la peau reparaît, il sort parfaitement rétabli le 30 avril.

Une augmentation rapide et considérable de la sécrétion urinaire est donc un des principaux phénomènes qui, dans les épanchements de sérosité dans le tissu cellulaire ou les séreuses, est suivi d'une prompte résorption. Ainsi, la *fonction éliminatrice* de l'appareil urinaire dans l'état de santé, se continue dans les maladies ; et, dans les hydropisies de la classe de celle dont nous parlons, l'activité de cette fonction augmente et produit les effets thérapeutiques que nous venons de signaler. Une solidarité réelle existe en effet entre plusieurs fonctions de l'économie vivante. Si l'une d'elles vient à s'affaiblir ou à cesser, une autre la remplace aussitôt. Les fonctions de la peau et les fonctions des reins paraissent sous ce rapport se balancer en quelque sorte. Lorsque, par une perversion de la nutrition, la partie séreuse des fluides et spécialement du sang qu'éliminent incessamment les deux grandes fonctions que nous nommions tout à l'heure, vient à remplir les cavités séreuses ou le tissu cellulaire, *l'effort éliminateur* de la peau ou des reins arrive au secours de l'organisme ; et, pour fournir les matériaux nécessaires à l'activité accrue de ces fonctions, il se fait une prompte résorption des fluides épanchés. En étudiant avec attention les faits qui précèdent, ce but d'activité des fonctions urinaires ne peut être méconnu, et c'est précisément parce qu'il se manifeste ici avec une clarté pleine d'évidence que nous les avons rapportés.

Il est donc vrai que c'est toujours la puissance inhérente à l'organisme vivant qui guérit, soit qu'elle se traduise au dehors par l'apparition spontanée de phénomènes spéciaux, soit que ceux-ci aient été provoqués par les moyens de l'art. Il suit également de là qu'en maladie, les phénomènes anormaux qui viennent à surgir dans l'économie tendent en général à un but, la guérison. Ce grand fait trop clair en chirurgie, n'y a-t-il aussi jamais été nié. Le chirurgien en étudiant le merveilleux travail de la cicatrice et de la formation du cal dans les fractures, sait fort bien que la tendance finale à la cicatrisation et à la consolidation des os fracturés est l'effort incessant de la nature. En médecine, il n'en pouvait être autrement ; et cependant, comme la marche des phénomènes a quelque chose ici de plus obscur, les faux systèmes, sous l'apparence superficielle d'une plus grande clarté, sont venus répandre des nuages sur cette vérité reconnue par tous les siècles. La thérapeutique presque entière était fondée sur cette idée hippocratique des tendances de la nature vers la guérison. C'était le *quò natura vergit eò ducendum*, cette maxime des médecins les plus éminents de toutes les époques. Naguère encore à peu près méconnue, elle commence à se montrer dans quelques écrits, mais surtout elle apparaît de plus en plus dans les récentes discussions de l'Académie de médecine. Au reste, nous ne devons pas nous trop étonner d'avoir vu les sciences médicales traverser cette phase critique. A la suite des grands naturalistes du XVIIIe siècle, de l'illustre Linnée qui, en découvrant quelques traces de l'intelligence suprême dans les œuvres de la création, disait dans son admiration pour celles qui paraissaient les plus petites et les plus nulles, quelle force ! quelle sagesse ! quelle inexplicable perfection ! (*Linn. Systema naturæ*), sont venus d'autres hommes doués certainement d'incontestables facultés, mais qui, sous l'influence de plus en plus croissante de certains systèmes philosophiques, ont nié hautement les causes intentionnelles dans la formation des organes, en d'autres termes ont cherché à détruire et à rendre ridicule la doctrine que les anciennes écoles désignaient sous le nom de *causes finales*. La philosophie allemande, le panthéisme matérialiste d'Hegel et de ses disciples ont repris cette tâche, et l'autorité qu'ils ont acquise est plus grande qu'on ne le pense vulgairement. Il est plus d'un physiologiste de notre temps qui professe ces systèmes, peut-être sans s'en douter.

Toujours est-il pour nous médecins, qu'une fois la finalité niée en physiologie, la négation des actes salutaires de ce qu'on appelait jadis *nature médicatrice* suit nécessairement. La matière médicale et la thérapeutique se trouvent alors abaissées et réduites au pur empirisme. Heureusement que l'intelligence et le bon sens pratique de la France ne lui permettent pas de descendre longtemps cette pente, et la ramènent bientôt à la véritable observation. En effet, en renfermant la médecine dans l'étude purement empirique et matérielle des phénomènes morbides, on a cru qu'en répétant un nombre indéfini de fois des observations laborieusement recueillies, on constituerait ainsi la science, et de là les espérances et les procédés de la statistique appliquée à la médecine. Or, à moins qu'on ne professe encore cette donnée fondamentale des derniers représentants du matérialisme, *il n'y a point de lois, il n'y a que des faits successifs*, on devra reconnaître qu'en accumulant incessamment et sans critique des histoires fort détaillées de maladies, on a fait peu de chose au point de vue du véritable progrès.

De même que tous les écrivains, nous devrons, dit le docteur Gendrin, prendre pour but de nos recherches et pour principes de nos doctrines les faits et l'observation. Mais les faits sont stériles par eux-mêmes, ils ne deviennent des observations que lorsqu'on les soumet à l'analyse et à la discussion. Les conséquences qu'on en déduit ne peuvent se généraliser sans crainte d'erreur, que lorsqu'elles conservent le cachet de l'observation directe dont elles dérivent. La vérité d'un principe résulte moins du nombre des faits que de la rigueur du raisonnement et de l'évidence des observations qui servent à l'établir. (Gendrin, *Traité philosophique de médecine pratique.*)

Un philosophe de nos jours a dit avec une haute raison: La perception des lois universelles des êtres est excitée en nous et non déduite de ces cas qui, quelque nombreux qu'ils fussent, ne sont en dernier résultat que limités et fixés. Les lois de la vie engendrent et régissent les phénomènes en santé et en maladie, et une fois reconnues elles sont la lumière qui doit éclairer et guider le médecin dans l'étude si complexe des objets auxquels se rapportent ses méditations. Dans la sphère qui leur appartient, ces lois vitales participent de l'universel comme les lois géométriques, elles ne sont pas du tout un mélange confus de quelques cas particuliers. Ce n'est pas en multipliant les faits relatifs à la chute des graves, que Newton est arrivé à la découverte des lois de la pesanteur. C'est en réfléchissant profondément aux circonstances de la marche descendante des corps. Accumuler, puis compter des faits dont le nombre finit par devenir un fardeau pour la science, c'est perdre le temps et appliquer les forces de l'intelligence à un travail sans fruit. En procédant ainsi, il n'est plus au pouvoir de l'esprit de poursuivre l'étude approfondie et comparée de quelques faits, de les examiner sous leurs divers aspects et relativement aux éléments qui constituent un fait en lui-même.

Dans une science qui a pour objet les phénomènes de la vie toujours essentiellement complexes et variables, dit encore le docteur Gendrin, les faits quelque nombreux qu'ils soient, comptés, rassemblés au hasard et comparés d'après leurs formes extérieures les plus saillantes, ne peuvent servir de prémisses à des conclusions rigoureuses. Les exceptions négligées peuvent être l'expression de la loi la plus générale. La méthode statistique en médecine a conduit des hommes de bonne foi à un empirisme stérile ou à un scepticisme exagéré. La philosophie de la science procède d'une manière contraire ; elle s'attache à décomposer les faits par l'analyse, à en comparer les éléments. Nous regardons, ajoute le même auteur, les conséquences d'un seul fait comme établissant une vérité incontestable, quand elles sont conformes aux principes déduits immédiatement d'observations directes ou de rapports constants de cause à effet, en anatomie, en physiologie et en pathologie. (*Tr. Phil. de méd. pratique.*)

L'éclectisme, nous continuons de citer, a la prétention d'emprunter à toutes les doctrines les vérités établies par l'observation, et d'en construire la sienne ; mais en médecine comme en philosophie, l'éclectisme tue les prinpes par indifférence et dissout la science par le scepticisme. Le triage de l'éclectisme suppose une doctrine première, mesure *et criterium* de toutes les doctrines, et qui rentre nécessairement dans l'opération propre et personnelle de chaque esprit ; admettre cela , c'est sortir de l'éclectisme. (*Gendrin , Traité philosophique de médecine pratique.*)

En médecine comme en toute science, avant d'aborder l'observation , il faut donc admettre que les faits pathologiques sont régis par les lois vitales , se manifestant dans un état anormal de l'écouomie ; autrement, nous n'aurions que des faits successifs sans loi universelle ou commune. D'où il suit que ne pouvant acquérir la connaissance que d'un certain nombre de cas particuliers , en droit , nous ne pourrions rien conclure ; et c'est en effet là qu'on arrive logiquement , tout en élevant si haut l'observation, c'est-à-dire au scepticisme , ou en d'autres termes au néant de la science, puis , en fin de compté , au rire de l'école voltairienne. L'oreiller du scepticisme peut-être fort commode , a dit quelque part Montaigne , mais il faut pouvoir se résigner à la nonchalante torpeur dans laquelle ne tarde pas à tomber celui qui est tenté d'y reposer sa tête.

Ces considérations générales sembleraient n'être qu'une digression , et cependant elles nous ont paru se rattacher essentiellement au travail que nous venons de lire. En médecine , et par conséquent en physiologie , l'étude d'un seul point touche à tous les points de la science.

Pour conclusion, nous croyons pouvoir établir ce qui suit :

1° Dans les hydropisies qui n'ont pas pour cause une altération organique, la guérison peut souvent avoir lieu ; le plus ordinairement elle s'obtient par l'accroissement de la sécrétion des urines, fonction faisant antagonisme à la sécrétion séreuse interstitielle et à celle des membranes séreuses.

2° Cette diurèse peut se manifester spontanément, et par le fait de la puissance médicatrice, loi de l'organisme dans l'état de maladie.

3° L'acétate de potasse administré à haute dose, agit énergiquement comme diurétique dans ces cas, et détermine rapidement une diurèse abondante et salutaire.

Nantes , Imprimerie de Mme veuve C. Mellinet